L'importance du sujet que je traite, et auquel je travaille depuis plus de vingt-cinq ans ; le prix dont m'a honoré l'Académie des Sciences pour une autre production ; les innovations radicales que j'ai tentées, avec quelque succès, *pour le traitement des fractures en général* et, tout récemment, *pour celles de la clavicule* ; mes efforts pour *substituer le coton à la charpie, les linges pleins aux bandes,* le *marteau trempé dans l'eau bouillante* aux sinapismes, vésicatoires et moxas ; *la ligature en masse* de certaines tumeurs, à leur ablation par l'instrument tranchant ; et mes vues nouvelles pour *le redressement des déviations rachidiennes,* et la *compression des engorgemens* dans les mamelles ; ces considérations, dis-je, jointes à l'accueil flatteur que je reçois dans le trop court séjour que je fais à Paris, me donnent l'espérance qu'on ne repoussera mes moyens qu'après les avoir essayés ; qu'on examinera avec soin mes propositions ; et qu'on n'oubliera pas que :

Le vrai peut quelquefois n'être pas vraisemblable.

Paris, ce 1er mai 1835.

LE CATHÉTÉRISME

SIMPLE ET FORCÉ,

ET SUR

LE TRAITEMENT DES RÉTRÉCISSEMENS DE L'URÈTRE

ET DES FISTULES URINAIRES.

On a coutume de faire des chapitres à part de l'art de porter la sonde dans la vessie, et des moyens de combattre les coarctations du canal urétral et les fistules urinaires. C'est, en effet, que ces opérations se pratiquent, assez souvent, contre des affections bien distinctes, et qui n'ont rien de commun entre elles. Je réunirai cependant ici les préceptes relatifs à ces trois objets, parce qu'ils sont à mon avis identiques et inséparables, et que je combats les rétentions d'urines, les resserremens de l'urètre et les fistules urinaires par les mêmes procédés opératoires. Ce que je dirai donc du manuel propre à dompter les rétrécissemens devra s'appliquer aussi au cathétérisme destiné à vider ou à explorer la vessie, et, en confondant ainsi ces opérations, je signalerai un pas de plus vers la simplicité.

En affirmant, tout d'abord, que le cathétérisme est *beaucoup plus facile* avec des sondes métalliques qu'avec des corps analogues emplastiques, élastiques ou formés de boyaux, je ne fais sans doute que rappeler une vérité vulgaire ; mais, c'est d'autant plus nécessaire, qu'elle est en quelque sorte méconnue, du moins dans le traitement des rétrécissemens de l'urètre et des fistules urinaires, et qu'on se sert de préférence des moyens en dehors des sondes de métal pour combattre ces affections. Cependant, les rétrécissemens sont de plus en plus communs, et leur opiniâtreté, les traitemens longs qu'ils réclament, et leurs fréquentes récidives, sont bien faits pour appeler l'attention des praticiens sur une médication nouvelle, et pour légitimer la révision de ce qui se fait généralement aujourd'hui.

Je n'aborderai point la question de la *cautérisation*, car, quel qu'en soit le succès, toujours est-il que, le plus souvent, ce mode de traitement exige, *avant, pendant* et *après,* l'usage plus ou moins prolongé des corps dilatans, et qu'on peut hardiment faire une très large part à ces derniers dans les heureux résultats qu'on prétend avoir obtenus par l'emploi du caustique. Quoi qu'il en soit, la dilatation, c'est-à-dire, la *compression de dedans en dehors des parois du canal de l'urètre*, est et sera toujours un des moyens les plus efficaces de notre art. Il s'agit seulement de *savoir s'en servir* A PROPOS, et *de la pousser suffisamment loin.*

Sous ces deux rapports, la pratique actuelle laisse beaucoup à désirer, et est encore trop entachée de timidité et de cauteleux préceptes. C'est ainsi, par exemple, qu'on a généralement recours à de petites cordes à boyaux, à des bougies ou sondes très menues, dès que le jet de l'urine ou des obstacles à l'introduction de la sonde font supposer qu'il existe un ou plusieurs rétrécissemens plus ou moins considérables. On se traîne, longuement et péniblement, de numéros inférieurs à numéros supérieurs, jusqu'à ce que le calibre urétral soit propre à admettre une *petite* sonde élastique. On laisse alors celle-ci à demeure, et ce n'est qu'après quelques jours qu'on se hasarde de lui en substituer une seconde, moins petite, puis successivement une troisième un peu plus grosse , et ainsi de suite. Mais il est rare qu'on aille bien loin avec ces corps dilatans , parce que leur introduction est parfois accompagnée d'une certaine difficulté ; que le séjour prolongé de grosses sondes n'est pas toujours sans inconvéniens, et parce *qu'on redoute de forcer.* Ce dernier mot devient même une sorte d'épouvantail qui amène aussitôt, à sa suite, ceux de *déchirures*, de *fausses routes*, de *dépôts urineux*, de *gangrène, etc.* Aussi recommande-t-on, constamment, de procéder avec beaucoup de prudence chaque fois qu'il s'agit des difficultés du cathétérisme.

J'avais besoin de rappeler, en ce peu de mots, ces points de pratique et la marche lente et méticuleuse qui est assez généralement suivie. Si elle était absolument nécessaire, rien de mieux, sans doute, que d'insister pour qu'on ne s'en écarte pas ; mais tant de longueurs, de craintes et de précautions, outre qu'elles sont inutiles, induisent en erreur le praticien et lui font perdre de vue les moyens d'arriver *plus vite et plus sûrement* au but.

Ceux que j'ai adoptés sont en opposition *directe* avec cette conduite et avec ce qui est indiqué presque partout. Cependant, j'ai tout lieu de croire que je suis dans la bonne voie ; et ce qui m'autorise à penser ainsi, c'est que, depuis trente-cinq ans que je m'y suis insensiblement engagé, je n'ai plus été dans le cas de faire la ponction de la vessie ; je suis toujours parvenu à pénétrer dans cet organe, je n'ai jamais eu d'accidens, quoique j'aie poussé, en PEU DE JOURS, de très grosses sondes, là où de forts habiles chirurgiens (1) n'avaient pu, en plusieurs années, faire

(1) Après les journées de juillet, par exemple, et à la rentrée des troupes suisses dans leur patrie, j'ai eu plus d'une occasion de soigner et de rétablir, par mon seul procédé, plusieurs individus qui avaient été traités sans succès à Paris et dans d'autres grandes villes, et dont quelques uns présentaient des affections urétrales graves, contre lesquelles avaient échoué les hommes le plus justement célèbres, et les procédés le plus variés.

pénétrer que de simples bougies. J'ajouterai que mes sondes, quoique très volumineuses, ont ce grand avantage, qu'elles finissent toujours par se manier si facilement, que les malades ne tardent guère à les faire glisser, eux-mêmes, sans crainte et avec rapidité, jusque dans la vessie.

Le mot de *sonde* me paraît, du reste, assez impropre pour que je craigne de trop innover, en en proposant la suppression. Je lui substituerai celui fort connu de *cathéter*, qui répond si bien à l'expression de *cathétérisme* qui fait le sujet de ce mémoire. Je ne confondrai donc plus, sous la même dénomination, deux instrumens différens, la véritable sonde ou le *stylet*, et le tube chargé de vider la vessie, de l'explorer au besoin, et de dilater son conduit excréteur. Je dois même ajouter encore, que, lorsque j'emploierai le mot seul de *cathéter*, je comprendrai, sous ce nom, un *tube métallique*, percé d'une ou de deux ouvertures, près de son extrémité, et que cette extrémité est toujours d'une *certaine* dimension et arrondie en forme d'olive.

Voici la manière dont je me sers de cet instrument, pour le faire passer au travers du canal de l'urètre, lorsque celui-ci présente des obstacles au passage de l'urine, ou lorsqu'il faut le *recalibrer*.

Si, comme il arrive quelquefois, le méat urinaire est lui-même déjà plus ou moins retréci, je l'enfile avec un cathéter, dont l'extrémité *arrondie* est en rapport avec l'ouverture étroite du gland ; mais alors cet instrument est *conique*, il va graduellement en augmentant de volume, et à mesure que je le fais cheminer, il écarte, de plus en plus et *à vue d'œil*, l'orifice du pénis, et lui donne, *rapidement*, un calibre convenable et nécessaire, qu'il est rare qu'il ne conserve pas, afin de faciliter les manœuvres que je devrai exécuter dans la suite. Je signale, à dessein, ce qui se passe dans ce premier temps de l'opération, au méat urinaire, et je le donne déjà comme un aperçu et une véritable représentation de ce que je vais obtenir, successivement, sur les autres parties rétrécies du canal urétral, aussitôt que je pourrai les traverser.

Mais, quelque considérables que soient les rétrécissemens et les obstacles, *jamais* je ne les attaque avec *des corps d'un petit calibre*, et je me garde, surtout, de les forcer en m'ouvrant un passage avec une sonde conique, en forme de dard, que d'autres osent pousser violemment tout à travers le canal urétral. Je crains trop les fausses routes, les déchiremens et les lésions qu'on voit survenir, presque infailliblement, chaque fois qu'on s'obstine à n'agir qu'avec des instrumens si propres à blesser. Je dirai mieux, c'est que, *plus le rétrécissement est prononcé et opiniâtre ;* en d'autres termes, *plus l'urètre offre de difficultés au cathétérisme et à la libre excrétion des urines,* *plus aussi j'ai soin de m'armer d'un cathéter* DE PLUS EN PLUS VOLUMINEUX.

Ce précepte ne paraîtra plus absurde ou paradoxal, si l'on veut bien le mettre en pratique, et réfléchir à ce qui se passe, chaque jour, dans un grand nombre de fonctions et d'opérations. Nous allons passer en revue quelques unes de celles qui peuvent le mieux éclairer ce sujet.

Vous avez à opter entre une très petite et une très grosse canule, pour l'injection d'un lavement, et vous donnez, sans balancer, la préférence à cette dernière, parce qu'elle ne vous laisse pas trop à redouter les picotemens plus ou moins douloureux de la première, ses arrêts dans les plis de la muqueuse du rectum, et plus que cela même ; si c'est une main peu exercée qui dirige l'instrument. N'est-il pas évident, en effet, que plus la canule sera petite, et plus elle exigera de précautions pour l'introduire ; et qu'au contraire, il n'y en aura presque pas besoin si la canule est volumineuse, ou du moins terminée par une extrémité assez forte, arrondie et lisse.

L'introduction, dans l'anus, de plusieurs doigts et même de la main entière, sans trop de préparations préliminaires et d'inconvéniens, ainsi que Hunter et moi-même l'avons éprouvé, pour repousser le fond d'une matrice, dans une rétroversion considérable, parle encore en faveur de la facilité d'une dilatation forte, par des corps d'un gros volume.

L'intromission de la verge, chez une vierge, lors même qu'elle est accompagnée de brusquerie, peut encore donner une idée de l'innocuité d'un écartement forcé, par un corps volumineux, lorsqu'il est *arrondi* à son extrémité. Mais ce qui est ici d'un grand poids, c'est la dilatation énorme et souvent très rapide de l'orifice utérin et de la vulve, par la *pression et les efforts soutenus* de la tête d'un fœtus à terme; et cette circonstance décisive, qu'une grosse boule semblable à cette tête, se fraie assez facilement, dans ce cas, un large passage, à travers les organes sexuels, tandis qu'un simple stylet, même en des mains habiles, ne pourrait guère pénétrer sans risquer de blesser plus ou moins, et de laisser des traces de sa présence.

Ce qui s'observe dans ce passage de la tête du fœtus, à travers le museau de tanche, le vagin et la vulve, je ne le perds jamais de vue, lorsque je dois *forcer* un rétrécissement et dompter de graves difficultés dans l'urètre. Je cherche constamment, alors, à imiter *en tous points*, cette marche qu'indique la nature, et j'envisage le cathétérisme *forcé*, en quelque sorte, comme un petit *accouchement retourné*; c'est-à-dire, que le bout arrondi de mon cathéter représente, *pour entrer* dans la vessie, en parcourant l'urètre, la marche que suit la tête du fœtus *pour sortir* des organes sexuels, après qu'elle les a successivement et *forcément* dilatés.

Ce point de vue ou ces rapprochemens sont assez importans et justes, comme on pourra mieux encore s'en assurer plus bas. En conséquence, je prélude, ordinairement, avec un cathéter dont l'extrémité arrondie ait environ deux lignes de diamètre. Je le porte sur la portion rétrécie, où je ne crains pas de l'appuyer avec *énergie,* et j'essaie de le faire pénétrer en exécutant, alternativement et avec *quelques efforts,* de petits mouvemens de gauche à droite, d'avant en arrière, de vrille et de *va et vient.* En un mot, je m'attache tout particulièrement, dans cette introduction forcée mais *lente,* à reproduire les mouvemens divers et rationnels qu'exécute l'opérateur quand il introduit le doigt, la main, le spéculum, le forceps dans les organes génitaux de la femme; une mèche ou un doigt dans l'anus; un stylet ou un doigt encore dans une plaie, etc. J'imite même, au besoin, les manœuvres d'un artisan, lorsqu'il pousse un poinçon à travers le trou trop étroit d'un cuir épais.

On doit supposer, d'ailleurs, que, dans ces tâtonnemens variés et toujours accompagnés d'un certain degré de pression, je ne perds pas de vue les connaissances anatomiques et la structure des parties soumises à mon action; et, en me rappelant la marche progressive de la tête dans la parturition, j'ai soin surtout de ne pas me presser et de m'arrêter de minute en minute, soit pour ne pas trop fatiguer le malade, soit pour donner aux parties le temps de céder. Je continue de la sorte mes essais de *pression,* avec le même instrument, *si je fais quelques progrès;* mais si j'ai lieu de croire que je n'avance pas, que l'obstacle résiste trop fortement, et que je serais dans le cas d'employer plus de force pour le vaincre, alors j'ai recours, et toujours en procédant de la manière que je viens d'indiquer, à des numéros successivement *plus forts.* Je m'autorise précisément de ce volume de plus en plus considérable, pour graduer, de même, mes efforts et les rendre *de plus en plus inoffensifs, quoique toujours plus énergiques.*

Cette pression fort lente, parfois *interrompue* et toujours méthodique contre un point résistant qu'il faut faire céder, me met à l'abri des fausses routes et des déchiremens; je n'ai, du moins, jamais éprouvé ces accidens, et je les crois bien plutôt possibles lorsqu'on fera usage de petites sondes ou bougies, à extrémité aiguë ou fort ténue.

Voici, au surplus, quelques essais comparatifs, qu'on peut facilement répéter, et qui me semblent propres à jeter un grand jour sur ce sujet.

Après avoir fléchi et serré les doigts, comme lorsque l'on fait le poing, essayez de pousser un gros cathéter dans la région palmaire, ainsi repliée sur elle-même, et faites le pénétrer avec effort et en serrant suffisamment; vous y parviendrez *facilement* et *sans occasioner de dou-leur;* mais, si vous faites la même manœuvre avec des cordes à boyaux, des bougies, ou des sondes en gomme élastique, vous verrez de suite, quelque ténues que vous les supposiez, et précisément à cause de cette ténuité même, que vos essais seront nuls et friseront même le ridicule. Que si, au lieu de ces moyens, presque puérils, vous avez recours à un mandrin de fil de fer, à une sonde conique d'argent, ou à un stylet boutonné, vous sentirez vos doigts piqués, le corps dur et mince butter à chaque instant contre le moindre pli, la plus légère anfractuosité, et n'avancer qu'en vous blessant.

Renouvelez ces mêmes épreuves, mais au lieu de présenter les divers corps dilatans, sur l'endroit même par où vous voulez les faire pénétrer, placez-en le bout au hasard, dans l'espèce de cul-de-sac ou d'entonnoir qui existe entre l'index et le pouce, fléchis l'un sur l'autre, et vous remarquerez que la sonde, plus ou moins petite ou aiguë, tendra, *inévitablement,* à faire une fausse route, tandis que le bout semi-globuleux du gros cathéter viendra se placer, comme de lui-même, et glissera constamment vers le centre de l'enfoncement ou vers l'endroit *qui offre le moins de résistance,* et qu'il l'enfilera, en l'écartant, précisément comme les produits de la conception se portent vers l'orifice utérin, endroit plus facile à faire céder, et l'élargissent à chaque contraction de la matrice.

N'est-ce pas, en effet, de cette manière que procède la tête du fœtus, lorsqu'elle dilate et franchit le col de l'utérus? Celui-ci a beau se trouver en arrière ou sur les côtés, il n'ouvrira pas moins son passage *naturel* à la masse arrondie et résistante de l'enfant; tout comme ce dernier se fraierait, à coup sûr, une route *contre nature*, dans les mêmes circonstances, si la partie qui se présente la première était tant soit peu terminée en pointe, au lieu d'être arrondie.

Mais l'expérience suivante achèvera de lever tous les doutes sur la valeur du procédé que je recommande. Procurez-vous l'étroit boyau d'un petit animal, étranglez-le en le pressant circulairement avec un fil ou un ruban; serrez lâchement au moyen d'un nœud simple; cherchez alors à forcer ce canal, ainsi rétréci et oblitéré, en employant alternativement un petit et un gros corps cylindrique : vous observerez constamment que le petit cylindre, à l'instar d'un corps aigu, sera prêt à *percer* l'intestin, au lieu d'écarter l'obstacle; mais au contraire, que l'extrémité mousse et arrondie en forme d'olive de la grosse algalie, au lieu de menacer de crever le canal membraneux, forcera le lien à céder et la constriction à disparaître *sans endommager* les parois intestinales.

Si, cependant, vous n'êtes pas encore bien convaincus de la solidité des principes que j'établis, répétez, sur la verge même d'un cadavre, les essais ci-dessus; ou bien, enfin, remettez un cathéter au premier venu, à un enfant même, et faites-le leur porter dans la vessie, après une très légère instruction. Ils réussiront, bien certainement, si vous leur avez donné un instrument d'un gros calibre;

mais ils pénétreront bien difficilement, si, au contraire, ils n'ont en main qu'un petit cathéter.

Quelques unes des considérations que je viens de présenter, seront surtout appréciées par les praticiens, et je les offre, déjà, en réponse aux objections spécieuses qu'on ne manquera pas d'élever et qu'on tirera des diverses anomalies dans la direction du canal, des difformités ou tortuosités de celui-ci, et de la nécessité de les noter et constater, exactement, au moyen des sondes *exploratrices,* avant de songer au cathétérisme. L'introduction préalable de ces instrumens d'exploration, qu'ils soient gradués ou non, est évidemment *à pure perte* pour le succès de l'opération. *Jamais* je n'y ai recours, et je me confie à l'action du cathéter, dont l'extrémité arrondie et ferme saura bien se frayer une route au travers d'un canal *membraneux.* Quelles que soient les inclinaisons tortueuses de ce canal *souple et flexible,* il faudra bien qu'il s'adapte à la direction du cathéter, comme le fourreau à l'épée, et comme la sonde élastique au fil de fer. Et qui ne voit, qu'en pressant un peu la comparaison, on ne puisse faire envisager le cathéter comme le *mandrin de l'urètre;* que l'une doit nécessairement se mouler sur la forme de l'autre, et que c'est au *contenant* à plier et non au *contenu* à subir la loi? Cela est si vrai, qu'on peut, à volonté, ainsi que chacun sait, donner aux cathéters une courbure plus ou moins forte, ou la forme de l'S romaine, ou même celle d'une ligne droite, sans empêcher ces instrumens de traverser le conduit urinaire, et en forçant celui-ci à se mouler exactement sur ces formes diverses. On arrive, en effet, toujours au but, *quelle que soit la forme de l'instrument,* pourvu qu'il soit disposé de manière à ce que son extrémité puisse longer la paroi antérieure ou supérieure de l'urètre, jusqu'au pubis, et s'incliner légèrement sous celui-ci pour le contourner.

Fondés sur ce raisonnement bien simple, les Gruithui-
sen et les Amussat n'auraient pas tant tardé à paraître ;
mais aussi leur découverte n'aurait pas fait autant de bruit,
et ces ingénieux chirurgiens n'auraient pas eu besoin de
recourir aux démonstrations anatomiques pour la légitimer
et la sauver de l'accusation de paradoxe, qu'elle a d'abord
paru mériter.

Mais on alléguera, peut-être, que le rétrécissement à
forcer et traverser, est parfois si étroit et entouré de tissus
(fibreux et cartilagineux) tels, qu'il est impossible d'ima-
giner qu'un gros corps arrondi puisse les pénétrer et
surtout s'y insinuer, précisément *dans le sens* du per-
tuis et du canal exigu qui subsiste encore. Je réponds
que la pression, même *modérée* et plus ou moins sou-
tenue de l'extrémité d'une algalie élastique, contre un
point de la vessie, a souvent *usé et perforé* ce viscère ; que
le coude, le talon et le genou ont produit les mêmes résultats sur la matrice, dans des accouchemens prolongés
et où les contractions violentes de l'utérus n'étaient pas
mitigées par la présence des eaux de l'amnios ; qu'un pois
pressé sur une partie dénudée par un vésicatoire, ne tarde
pas à se nicher tout entier dans la peau, pour y former un
cautère ; que la pression de très gros calculs contre les
parois des urétères et de l'urètre suffit pour les faire fran-
chir ces canaux ; que des pulsations et pressions d'artères
sont capables d'entamer et de déformer des os mêmes ; que
l'endroit occupé par le canal urétral, quelque ténu qu'on
veuille supposer ce conduit, est et sera toujours, bien évidemment, la partie la plus *vulnérable,* la plus apte à céder
et à s'ouvrir, une véritable brèche, en un mot ; et que, semblable à l'orifice de la matrice, vis-à-vis de la tête du fœtus, ce point, *moins résistant,* sera celui qui se présentera
constamment *le premier* sous le bec de la sonde pour lui
livrer passage. Supposer le contraire, c'est nier l'évidence
ou se retrancher derrière des anomalies morbides, telle-

ment rares et exceptionnelles , qu'il serait peu raisonnable d'en faire la base d'une doctrine quelconque, ou un levier pour renverser tout un système , lorsque celui-ci peut s'adapter, *très bien*, à l'immense majorité des cas.

Voici , au reste, une expérience qu'on pourra répéter pour éclairer ce point de pratique. Prenez une couché d'un tissu quelconque, bien résistant ; percez-la d'un petit trou, sur un point donné ; dirigez vers cet endroit le bec d'un cathéter et faites des tentatives convenables pour l'enfiler : vous observerez constamment, que vos efforts commenceront par *déprimer un peu* le commencement de ce canal artificiel, et le transformeront en un *petit entonnoir*. Celui-ci sera, dès lors, le point où viendra toujours se rendre l'extrémité du cathéter, chaque fois que vous voudrez réitérer vos essais de perforation, par la pression de ce corps orbe. Mais, chaque fois aussi, vous augmenterez un peu la longueur de l'entonnoir, et *toujours dans le sens* de l'ouverture que vous aurez pratiquée avant vos opérations ; de sorte que vous finirez bien vite par arriver à l'autre extrémité de cette ouverture artificielle ; c'est-à-dire, que vous vous serez, finalement, frayé un *large* passage à travers cette couche imperméable ; passage que vous pourrez conserver facilement et à volonté, en le pénétrant et parcourant souvent et longtemps, et qui, placé dans l'urètre , finira par s'organiser et se rapprocher plus ou moins exactement du canal normal, par sa structure et ses fonctions. Tout cela s'obtiendra d'autant plus facilement, que la partie rétrécie n'est, le plus souvent, qu'un *point,* ou un anneau d'une assez petite dimension.

A ceux, au surplus, qui répugneraient encore à se rendre à des faits aussi concluans, et qui feraient valoir l'état *pathologique* des parties à distendre et à traverser, j'opposerai l'observation d'un rétrécissement du vagin, par le docteur Duparque, consignée dans la Gazette médicale du

18 janvier 1834. « Rétrécissement extrême , d'un pouce
« et demi de longueur , présentant une série de brides et
« d'anfractuosités alternatives , suites de gangrène et de
« désordres affreux dans le vagin : causés par un accou-
« chement très laborieux avec le forceps ; nouvelle gros-
« sesse au bout de dix mois ; mais au cinquième mois de
« cette grossesse , l'entrée du vagin paraît , au premier
« abord , complétement oblitérée ; elle présente , cepen-
« dant, une dépression infundibuliforme , se terminant
« par une ouverture beaucoup trop étroite pour admettre
« l'extrémité du doigt indicateur ; une sonde de femme
« peut seule y entrer. Dès lors , jusqu'au terme de la ges-
« tation, bains entiers et de siége , introduction d'éponge
« préparée pour dilater cet étroit passage , saignées, etc.
« Marche naturelle de l'accouchement, dilatation lente
« et graduelle de ce canal, en quelque sorte patholo-
« gique, et passage au travers, *sans aucun accident no-*
« *table,* d'un enfant à terme et de taille ordinaire. »

Désireux de savoir ce qui était advenu de ce vagin si
violemment distendu, je me suis adressé, tout récemment,
à M. Duparque lui-même , et voici les renseignemens que
je dois à sa complaisance : « J'ai eu l'occasion d'examiner
cette femme, quelque temps après la publication de mon
observation, et je fus agréablement surpris de la facilité
avec laquelle je pus introduire un et même deux doigts
dans le vagin. Ses parois étaient encore sillonnées de
brides et d'anfractuosités, mais pas au point où je croyais
les trouver. Il est aisé du reste de se rendre compte de
cette disposition. Les brides, de nature comme fibreuse,
ainsi que la plupart des cicatrices, ayant une fois *perdu*
leur ressort par une distension FORCÉE, *n'auront pu revenir*
COMPLÉTEMENT *sur elles-mêmes.* » On voit que ce médecin
a parfaitement saisi le mécanisme et l'effet des dilatations
vigoureuses, et que je puis le compter, déjà, parmi les par-
tisans éclairés de mes procédés ; mais on peut se convaincre,

en même temps, que si on eût fait, dans ce même vagin,
des introductions successives de corps dilatans convenables, ceux-ci auraient pénétré *très facilement* et seraient
parvenus à rendre à ce canal son ampleur normale, et
même à *exagérer* son calibre naturel.

Si de tels faits doivent rester sans portée pratique, et
si l'induction et l'analogie, *éclairées par l'expérience*, n'o-
sent pas s'en emparer au profit de la science, il faut,
désormais, renoncer au progrès et se ranger sous le dra-
peau des stationnaires, en attendant qu'on passe sous
celui des rétrogrades. Mais revenons plus particulièrement
à l'action du cathéter.

En répétant toutes les manœuvres que j'ai indiquées,
et comparativement, d'un côté, avec des corps métalliques, et de l'autre avec des sondes élastiques de mêmes
formes et dimensions, il deviendra facile d'acquérir la
conviction de la supériorité des sondes métalliques sur
celles dites élastiques. En effet, quel que soit le poli de
ces dernières, elles ne glissent pas avec la même facilité
que les premières, et elles n'offrent pas, d'ailleurs, cette
fermeté particulière, nécessaire pour écarter des obstacles
rénitens et pour les emporter de vive force. C'est que le
mandrin ne les remplit jamais exactement, et qu'il n'est
donc pas capable de leur donner cette solidité franche
qu'on remarque sur le cathéter métallique. Je comparerai,
presque, l'action de celui-ci à celle de la tête, dans l'accouchement, et la sonde élastique à la pression molle des
fesses. Or, ces dernières, comme on sait, ont bien moins
d'avantage que la tête pour se faire jour au travers des
orifices utérins et vulvaires, et c'est à cette mollesse qu'est
dû leur lenteur et leur peu d'énergie.

Il est une considération pratique très importante dans
le système que j'établis et que je professe, c'est celle relative à l'effet *secondaire* des corps dilatans, introduits
dans l'urètre. Quoique ce canal soit organisé, et qu'il ait

des dimensions normales, il est d'observation que, semblable au vagin, à l'anus, et en général à toutes les membranes, il ne revient pas, *de suite,* sur lui-même lorsqu'il a été fortement distendu et qu'on en a augmenté sensiblement le calibre avec un corps plus ou moins volumineux. Il reste donc, le plus souvent, assez long-temps avant de se resserrer et d'offrir un nouvel obstacle au passage du cathéter. C'est que son énergie est comme vaincue, et sa résistance ultérieure impossible ; de sorte qu'on peut, après quelques minutes, comme au bout de plusieurs jours, réintroduire, sans trop de peine, le tube métallique qui a forcé et franchi le *défilé,* et lui substituer même immédiatement un numéro supérieur. Cette observation *constante* sert de base à la plupart des avantages qui se rattachent au nouveau système ; ils méritent donc d'être appréciés et signalés. Ainsi, à quoi bon laisser une sonde *à demeure,* dans une rétention et une fistule d'urine, lorsqu'il est si facile d'introduire un cathéter dans une vessie, *au fur et à mesure des besoins ?* Et pourquoi s'aviserait-on de recourir aux cordes à boyaux, aux bougies, aux sondes élastiques filiformes et autres, aux porte-empreintes et à la cautérisation, aux trop fameuses bougies à ventre, etc., lorsqu'on peut obtenir, *sur-le-champ et par un seul et même instrument,* beaucoup mieux qu'avec le secours de tous ces moyens compliqués ? J'ai dit *sur-le-champ,* car il ne s'agit souvent que d'une ou de deux introductions forcées, pour empêcher, pendant long-temps, la reproduction du resserrement. J'ai du moins plus d'une fois dompté, *pour toujours,* une pareille disposition, avec quelques cathéters de *gros calibre* introduits coup sur coup à travers l'urètre.

Le calibre des cathéters doit cependant être en rapport avec les dimensions naturelles qu'on peut supposer au canal excréteur, ou plutôt avec celles qu'il est *susceptible d'acquérir sans inconvénient.* Ainsi, on pourra commencer avec un cathéter qui aura deux lignes environ de diamètre, et s'élever successivement à quatre ou cinq numéros plus forts. On trouvera comme moi, et même avec les malades, que cette augmentation de volume des cathéters, *l'obstacle étant vaincu,* n'influe en rien sur la difficulté de les introduire. On dirait même, parfois au contraire, que cette difficulté est en raison directe de la petitesse du corps dilatant; aussi n'ai-je point été surpris lorsqu'un de mes malades, à l'hôpital, me fit observer que *si je prenais une plus grosse sonde, l'opération serait plus prompte pour lui et plus facile ponr moi.* Ce même individu était, au reste, si peu sensible à l'action du volumineux cathéter, qu'il permit volontiers à deux jeunes gens (MM. Thomas et Biaudet) qui suivaient mes visites, depuis quelques jours seulement, et qui jamais n'avaient tenu de sondes, de s'exercer au cathétérisme en ma présence, immédiatement l'un après l'autre. Ces élèves m'avaient vu appliquer une ou deux fois mon cathéter, et cela leur a suffi pour qu'ils pussent très bien en faire autant sur cet homme. Car, tel est encore l'avantage de ce système, qu'il peut être mis, sur-le-champ, à la portée de tout le monde, et que, tant sous le rapport du bas prix de l'instrument que sous celui de la facilité d'en faire usage, le procédé que j'indique deviendra tôt ou tard populaire. Aussi ne manqué-je jamais de mettre à profit les heureuses circonstances que je viens d'énoncer, pour enseigner, le plus tôt possible, aux malades eux-mêmes ou à l'un de leurs proches, l'art du cathété-risme, soit qu'il s'agisse d'évacuer simplement la vessie, ou qu'il soit question de lutter contre des rétrécissemens de l'urètre et de dilater fortement ce canal (1). Ma tâche,

---

(1) Si les calculs vésicaux étaient moins rares en Suisse, nul doute que j'aurais eu déjà l'occasion de pratiquer la lithotritie, et je n'aurais alors pas manqué de préparer, ou de faire préparer, par les malades eux-mêmes, le canal de l'urètre, en y introduisant, successivement et pendant quelque temps, *par avance,* mes divers cathéters. Par ce moyen, j'aurais obtenu deux résultats avantageux : le premier, d'habituer l'urètre

au reste, est si peu difficile, que je n'ai presque pas besoin de donner des directions particulières, comme on
vient de le voir au sujet des deux élèves cités plus haut.

Toutes ces vérités sont, au demeurant, parfaitement
reconnues et mises à profit, *depuis assez long-temps,* par
plusieurs de mes amis et confrères avec lesquels j'ai eu
occasion d'en conférer. Je citerai, entre autres, les docteurs
Baup, de Nyon, Mercier, de Morges, Guisan, de Vevey,
Pellis et Charles Mayor, de Lausanne. Mon ami, le docteur Mayor, de Genève, manie également ce moyen, avec
toute l'habileté qu'on lui connaît ; mais tous avaient besoin
d'être éclairés par les renseignemens qu'ils trouveront ici.

Je me suis servi, pendant plusieurs années, de sondes
métalliques *pleines,* pour dompter les rétrécissemens urétraux, et j'en avais emprunté la forme aux Anglais. Plus
tard, j'ai essayé de les rendre creuses, et je me serais
volontiers tenu dès lors à ces dernières, si je n'avais craint
le frottement des parois de l'urètre, et leur lésion, par les
yeux de cet instrument, lors d'un cathétérisme forcé. Cependant, j'ai reconnu, ensuite, qu'en étranglant un peu l'endroit où ces trous sont placés, de manière qu'ils se trouvent sur une portion du tube légèrement plus étroite que
le bec et le reste de la sonde, ou en évasant ces trous
comme je le dirai bientôt, cet inconvénient ne pourrait
plus avoir lieu ; aussi je ne me sers plus, aujourd'hui, que
de cathéters *creux* pour toutes les opérations et affections
qui nous occupent : c'est encore un véritable progrès vers
la simplicité et l'économie.

à la présence des corps étrangers ; et le second, de leur ouvrir une très
large voie, deux circonstances qui sont bien faites pour faciliter, singulièrement, les manœuvres de l'opérateur, et les rendre plus supportables
à l'opéré. MM. les docteurs Gensoul, de Lyon, Senn, de Genève, et
Turk, de Plombières, ont bien vite entrevu cet avantage immense, et
s'en sont promis les plus heureux effets. Ce n'est pas à Paris, où le broie-
ment de la pierre est porté à un si rare degré de perfection, que je dois
en dire davantage.

Ces cathéters sont, ainsi que je l'ai déjà dit, de métal. L'or et l'argent iraient sans doute très bien ici ; mais l'étain ou telle autre composition ou alliage seront toujours suffisans, pourvu qu'ils soient à *bas prix, assez résistans, susceptibles d'un très beau poli et peu cassans*, conditions essentielles. Les grosses algalies d'argent ont, cependant, cet inconvénient, qu'étant faites ordinairement d'une feuille très mince, les yeux se trouvent, par-là, bien évidemment un peu tranchans, tandis que les parois des cathéters d'étain sont épaisses, et que leurs ouvertures peuvent être arrangées de manière à ne jamais blesser : il suffit de les *évaser* et arrondir convenablement.

Il serait cependant facile, sans augmenter sensiblement le prix des cathéters d'argent, de les rendre plus massifs, et en quelque sorte solides, près de leur extrémité arrondie, et de les assimiler, par-là, à ceux dont je me sers et auxquels je donne la préférence. C'est un perfectionnement qu'on devrait faire entrevoir aux fabricans, et dont ils saisiraient aisément les avantages. Il est une autre précaution importante à leur recommander, c'est celle de ne faire jamais arriver le vide du tube quelconque qu'*au niveau même du dernier trou*, et d'éviter, par-là, vers le bec de la sonde, une espèce de cul-de-sac difficile à nettoyer, et où peuvent facilement s'accumuler du sang, du mucus et même des matières contagieuses. C'est un orfèvre de mes amis, appelé à fondre de vieux cathéters d'argent, qui, le premier, m'a fait observer, vers leur bout recourbé, ces substances animales durcies, et qui exhalent une odeur infecte dès qu'on les liquéfie dans l'eau ou qu'on les vaporise par le feu. On conçoit, de reste, les inconvéniens qui peuvent résulter de la disposition que je signale, et comme il est facile de les éviter.

En donnant, au surplus, la préférence à l'étain, ainsi que je viens de le dire, je mets mon moyen, sans contredit, mieux à la portée du plus grand nombre des chirurgiens et des malades eux-mêmes, et j'offre aux administrations publiques la facilité de remettre de ces instrumens aux pauvres qui pourraient en avoir besoin. Celle qui est à la tête de l'hôpital du canton de Vaud, et que dirige avec tant de zèle M. le professeur Chavannes, m'a autorisé à faire des prêts ou des dons pareils, à ceux de nos convalescens qui savent s'en servir, et qui, munis de ce moyen, peuvent continuer à se soigner chez eux, et à PRÉVENIR *des rechutes.* Cette attention tourne donc ainsi, tout à la fois, au profit des malades qui peuvent sortir plus vite de l'hôpital et reprendre impunément leurs occupations habituelles, et de l'établissement qui s'en débarrasse beaucoup plus tôt. C'est encore un progrès en faveur de l'humanité et où l'économie trouvera son compte aussi, car le cathéter le plus gros et le mieux fait ne coûtera que deux francs de France (1).

Ces tubes en étain subsisteront et se multiplieront nécessairement, car ils ne s'usent pas facilement, et les pauvres ne sont pas tentés de les vendre. Ce sera donc une dépense faite une fois seulement, tandis que celle

(1) J'ai été assez surpris d'apprendre, de la bouche de plusieurs chirurgiens des hôpitaux de Paris, que des dons pareils ne pourraient pas avoir lieu en France, et que les administrations ne se prêtaient pas volontiers à de semblables sacrifices. Ils sont donc obligés, m'ont-ils dit, de garder les malades atteints d'affections urétrales, *aussi long-temps* qu'ils peuvent avoir besoin de sondes, et de les renvoyer sans moyen de se préserver de récidives. Aussi ne tardent-ils pas, a-t-on ajouté, de se présenter de nouveau, à *un autre hôpital*, et de faire, quelquefois, le tour de la plupart des établissemens de cette nature, tandis qu'il est rare qu'un malade de ce genre, traité à l'hôpital de Lausanne, ait besoin d'y venir chercher de nouveaux secours. Qu'y pourrait-il faire en effet? Il sait se sonder comme un habile chirurgien; il a en main le moyen sûr de faire cette opération, chaque fois qu'elle est requise; et il est instruit des circonstances qui la réclament, soit qu'il s'agisse de recommencer un traitement facile, soit, plutôt, de prévenir, *à temps*, un retour du mal. Ceci est une preuve de plus, que la meilleure économie consiste, le plus souvent, à *savoir dépenser à propos.*

qui résulte de l'achat de bougies et de sondes élastiques, ne peut guère se calculer et est toujours très considérable. Toutes ces considérations si manifestes ont déterminé plusieurs médecins étrangers, auxquels j'ai fait voir ces instrumens, à en emporter sur-le-champ un grand nombre.

La courbure que je donne aux cathéters n'a rien de particulier, et ne m'a jamais paru d'une telle importance que je dusse en avoir de formes bien variées. Chacun peut, au reste, les arranger et les courber suivant ses besoins.

Ma manière de les introduire est celle dite *ordinaire;* c'est-à-dire que je couche l'instrument dans le sens de la ligne blanche, et que je le fais pénétrer doucement dans cette direction, *aussi long-temps que je sens qu'il avance.* Lorsqu'il est arrivé à une profondeur telle qu'on peut supposer être celle qui répond au pubis, et que cet os est tourné, je baisse le bout extérieur de l'instrument pour en engager le bec intérieur derrière le pubis, et je cherche à le faire avancer en en ramenant doucement l'extrémité visible entre les cuisses et parallèlement à ces dernières.

Lorsque l'obstacle a été vaincu par une première introduction, les suivantes ont lieu presque *par le propre poids* du tube métallique, et il m'arrive très souvent, alors, de n'avoir besoin, pour exécuter l'opération, même avec de gros cathéters, que de diriger l'instrument *avec le bout du petit doigt.*

L'assistant ou le malade que je tiens à mettre au fait de cette facile opération, suit, sans difficulté, cette petite manœuvre; mais je commence ordinairement leur instruction par leur faire *retirer* le tube de la vessie et de l'urètre, et par appeler leur attention sur la marche qu'il suit en sortant. Elle est, leur dis-je, l'inverse de la direction qu'il doit garder en entrant; et, puisque pour le sortir de la vessie il faut faire décrire à l'extrémité extérieure de l'instrument une courbe qui, du niveau des cuisses, se dirige vers l'ombilic, de même, pour le faire entrer, on couchera d'abord le conduit

métallique sous le nombril, afin de le ramener graduellement dans une direction opposée et entre les cuisses;
et comme, dans cette marche rétrograde, l'extrémité uré-
trale du tube appuie nécessairement contre la paroi postérieure ou inférieure du canal, elle doit, *de même,* pour sa
plus facile introduction, *ne pas quitter* sa paroi antérieure
ou supérieure. Je dois cependant ajouter, qu'en faisant,
tout d'abord, retirer à mes malades le cathéter de l'urètre,
cette opération, en apparence si simple, n'est pas toujours
exempte de quelques difficultés. En effet, dans un premier
cathétérisme, et lorsque le rétrécissement est considérable
et ancien, si surtout j'ai été obligé de vaincre sa résistance
avec plus ou moins d'efforts, il arrive, ordinairement,
que l'instrument est comme *enclavé* dans cet étroit passage, et que cette constriction s'oppose fortement à son
extraction. On le conçoit aisément, car il a franchi des
tissus souvent durs et rénitens, et il se trouve comme engagé, dans un ou plusieurs très petits anneaux, où il est
serré de très près et comme dans une espèce de filière.
Cette constriction ou attrition est quelquefois telle,
qu'elle est capable, ainsi que je l'ai observé souvent, de
donner, au métal, un poli sensiblement plus beau. Cette
observation n'a pas été perdue, et je ne manque jamais,
avant d'huiler et d'introduire mon cathéter, de le frotter
un moment avec un linge propre ou de la peau. Par ce
moyen, je le réchauffe suffisamment et je lui donne, en
même temps, cet aspect brillant qui peut contribuer à le
faire glisser plus facilement sur l'endroit rétréci. C'est
une légère précaution qu'il est bon de rappeler à l'opérateur, et qui peut être utile sous plus d'un autre rapport.

Je crois avoir, à peu près, tout dit sur ce sujet, et mis
maintenant mon lecteur à même d'appliquer, toujours facilement, mon procédé aux cas nombreux qui le réclament. Passons-les donc rapidement en revue.

Lorsqu'il s'agira de certaines rétentions d'urine, de

paralysie de vessie et de fistules urinaires, où l'indication ne consiste qu'à vider la vessie artificiellement, on introduira le cathéter, ou on le fera introduire un instant, *chaque fois* que le besoin d'uriner se manifestera. On n'aura donc pas recours, alors, à une sonde élastique, et on pourra, *le plus souvent,* se dispenser d'en placer une pour la laisser à demeure dans le canal. Cependant, voici quelques exceptions *rares* à cette règle générale. Ces cas seraient, par exemple, ceux où le chirurgien ne pourrait se faire suppléer ni par un assistant, ni par le malade ; ceux où celui-ci aurait du délire, ou une grande agitation ; ceux où le médecin croirait utile d'évacuer l'urine au fur et à mesure de son arrivée dans la vessie ; ceux où le cathétérisme serait trop fréquemment nécessaire ; et ceux enfin où, contre attente, l'introduction réitérée d'un tube métallique serait accompagnée de douleurs vives, de répugnance et d'aversion du côté du malade. A part ces cas, *tout-à-fait exceptionnels,* on ne se servira que du cathéter métallique, et on ne l'introduira que le temps nécessaire pour l'excrétion artificielle des urines, lorsque cette opération est évidemment indiquée.

Je dois signaler ici un des avantages incontestables de cette introduction (au fur et à mesure des besoins), qu'a le cathéter sur la sonde élastique laissée à demeure, c'est qu'avec cette dernière, on ne sait jamais, positivement, si la vessie a repris ses fonctions, et si on ne continue pas, mal à propos, l'usage permanent du tube élastique, alors que, depuis bien des jours peut-être, l'organe serait en mesure de se suffire à lui-même. Rien de pareil ne peut jamais avoir lieu avec le cathéter appliqué comme je viens de le dire ; car, chaque fois que le besoin de l'introduire se fait sentir, le malade peut se livrer, toujours facilement, à quelques essais d'uriner naturellement, et il y réussira d'autant mieux et d'autant plus vite, que ces tentatives réitérées sont bien faites par elles-mêmes, pour réveiller l'activité du viscère. Notez encore que, grâce à la dimension de l'instrument, le passage se trouvera être parfaitement libre; qu'il ne faudra donc que fort peu d'efforts expulsifs pour y lancer l'urine; et que, s'il ne s'agit que d'un léger gonflement prostatique, d'une faible paralysie ou d'une simple atonie de la vessie, celle-ci reprendra probablement, bien plus vite qu'on ne le suppose en général, des fonctions momentanément interrompues. Qui ne sait, d'ailleurs, combien l'action de cet organe, même chez les animaux, est facilement modifiée, influencée et altérée par la plus petite circonstance? et qui ne voit que le procédé, que j'indique, ne peut qu'être favorable au retour de l'état normal de la fonction si singulièrement susceptible qui nous occupe? J'ai du moins pu m'assurer, dans mainte occasion, que l'émission de l'urine reprenait son cours naturel beaucoup plus tôt, depuis que j'ai adopté les gros cathéters, que lorsque je me servais de sondes à demeure.

S'il est question de rétrécissemens ou d'embarras quelconques à faire disparaître de l'urètre, on s'y prendra, en général, de la manière suivante. D'abord, on écartera graduellement le passage rétréci, ou l'endroit morbide, de la manière que j'ai indiquée; c'est-à-dire, en se servant d'un cathéter convenable, en rapport avec le calibre de l'urètre et avec l'obstacle à surmonter, et en le poussant hardiment, mais lentement et judicieusement. Cette première introduction peut, au besoin et s'il n'y a pas urgence, se faire partiellement; je veux dire que, s'il y a plusieurs endroits rétrécis, on sera libre de chercher à les forcer successivement, en une ou plusieurs séances; et que lors même qu'il n'existerait qu'un *seul* obstacle, on pourra de même ne le traverser que graduellement, en l'attaquant de loin en loin et en le forçant lentement. Ces essais, presque toujours couronnés de succès, se feront à volonté, tous les jours ou à des intervalles beaucoup plus éloignés ; mais , chaque fois , avec cette confiance que , même en les suspendant pendant huit ou dix jours , on n'aura presque rien perdu de l'effet produit d'abord , et qu'on pourra , assez facilement , faire reprendre , au même corps dilatant, la route qu'il s'était déjà frayée. Cependant, dès le premier moment, le jet des urines devient ordinairement déjà plus facile et plus gros, et au fur et à mesure qu'on passe et repasse le corps métallique, ce jet acquiert toujours plus de volume. Je ne saurais assez le répéter, ces introductions successives ne tardent guère à se faire sans douleur et très facilement ; si facilement même, qu'on peut, sans crainte, les confier au malade ou au premier individu intelligent qui se trouvera habituellement auprès de lui.

Cette opération destinée à écarter lentement et à forcer graduellement les parois urétrales, se réitérera plus ou moins, suivant la ténacité de l'obstacle , son ancienneté, et la tendance qu'il manifestera à se reproduire. Cette tendance , fut-elle très considérable et rebelle , on la fait taire le plus souvent, pour long-temps, par une seule introduction faite de loin en loin, et lorsqu'on est averti par quelque difficulté de faire de l'eau , ou par une certaine diminution dans le jet des urines, que le canal excréteur a besoin d'être recalibré.

Il est évident que , lorsqu'il existe une tendance rebelle et presque insurmontable à la reproduction de la coarctation , celle-ci doit dépendre de la nature toute particulière et exceptionnelle du tissu morbide, qui constitue l'espèce d'anneau ou d'éperon qui donne si facilement et si opiniâtrément naissance aux récidives. Ce tissu , souvent cartilagineux ou fibreux , serait-il quelquefois analogue à l'inodule ? et, en l'admettant tel, pourrait-on se rendre raison comment il arrive que certains cas résistent aux soins les mieux entendus, et lors même que l'endroit envahi a été attaqué par des cautérisations nombreuses dirigées par des mains très exercées, et traitées d'ailleurs, après l'action du caustique, avec toutes les exigences que réclame ce procédé opératoire? Dans ces cas extrêmes et que j'ai rencontrés, la compression par le cathéter, sinon journalière, du moins de temps en temps, est seule admissible, comme moyen palliatif ou *préventif.* J'ajouterai que ce procédé est, dans ces circonstances, toujours aussi facile que rapide et efficace, et qu'il n'offre jamais aucun des inconvéniens qu'on peut justement reprocher à *tous* les autres moyens usités et connus.

J'oubliais de dire qu'il peut être utile, lorsqu'on a introduit forcément un cathéter, à travers un rétrécissement, de laisser séjourner, pendant quelques minutes, cet instrument dans l'urètre, afin que son action compressive soit plus sensible. Cette précaution est surtout nécessaire, si l'on se propose de faire glisser un second et un troisième tube, immédiatement après le premier et dans la même séance, comme cela m'arrive assez souvent.

S'il s'agit d'une vessie fortement distendue et qu'il importe de vider incessamment, et en même temps d'un canal très resserré qu'il faut forcer et pénétrer sans délai, afin d'éviter la ponction de la vessie, je me conduis exactement comme je viens de le dire, avec cette différence, qu'au lieu d'agir par séances ou à des intervalles plus ou moins rapprochés, je n'abandonne plus le malade, et je fais succéder, sans trop d'interruption, mes différens cathéters les uns aux autres, en les faisant manœuvrer de la manière que j'ai décrite. Voyez, d'ailleurs, plus haut, l'explication que j'ai donnée du mécanisme de la perforation d'un tissu résistant, par un corps orbe et volumineux, et vous comprendrez en même temps, que ce cathétérisme *forcé* (dans les deux acceptions de ce mot), est tout à la fois, *palliatif et curatif;* car, pour moi, ce passage d'un gros instrument équivaut presque à une guérison, et ne me laisse que fort peu de chose à faire pour l'obte-

nir , en effet , *radicale*. On n'aura pas de peine à se convaincre de cette vérité , si l'on a bien voulu se pénétrer
des bases de mon système , si souvent rappelécs dans le
cours de ce mémoire.

Le point le plus important, mais aussi le plus difficile
et , sans contredit, le plus délicat, c'est celui où il faut
réellement employer *la force*, c'est-à-dire lorsque la
résistance à vaincre est très considérable, et surtout si
l'on est forcé, *par la nécessité*, de l'emporter *incessamment*
et sans trop de délai. Dans tous les cas donc, où l'attaque
doit être vigoureuse, et dans ceux où il y a évidemment
urgence d'agir avec énergie, rien ne saurait remplacer
l'expérience acquise, *le tact que donne l'exercice et la confiance qu'inspirent l'habitude et des succès obtenus*. Je vais
tâcher de venir, ici, au secours de quelques uns de mes
lecteurs *intelligens*.

Je suppose, d'abord, qu'on est bien pénétré des préceptes que j'ai donnés, qu'on est convaincu que la marche
de l'instrument doit, *toujours*, être lente et graduée,
mais aussi que, chaque fois que l'instrument sera dirigé
avec intelligence, rien ne saurait l'empêcher d'avancer et
de parvenir au but. Vous voilà donc arrivé, avec le tube
et ces dispositions d'esprit, sur l'endroit qu'il s'agit de
faire céder. Vous cesserez, alors, de tenir le cathéter,
avec les doigts seulement et comme une plume à écrire,
mais vous le saisirez *à pleine main*, en en plaçant l'extrémité au milieu de la face palmaire et en étendant le doigt
indicateur sur le côté convexe du cathéter, ou sur celui
qui répond à la partie supérieure ou antérieure du pénis.
Vous allongerez ce doigt jusqu'au méat urinaire, sur lequel il importe qu'il reste et contre lequel il faut l'appuyer.
Après avoir, de l'autre main, tendu bien la verge, le bout
de ce doigt vous indiquera, alors, si vous faites quelques
progrès, si l'obstacle cède un peu, ou si, pour le vaincre,
il faudra recourir à un degré plus fort de pression et

changer peut-être d'instrument. Dans le premier cas, vous sentirez le bout du doigt presser, graduellement et de plus en plus, contre le gland, car l'instrument s'engage et avance évidemment ; et, dans le second cas, le bout du doigt, immobile et sans action sur le gland, vous indiquera que les rapports du bec de l'instrument avec le point de résistance ne changent pas, et qu'il faut aviser à d'autres mesures. Celles-ci ne sauraient consister que dans une pression plus puissante, ou dans un tube différent, ou, enfin, à la fois, dans l'une et dans l'autre de ces deux conditions. Essayez donc, de la première, avec ce discernement qui vous autorise d'aller impunément jusqu'à *tel degré*...., et si vous voulez associer à la puissance dynamique un corps mécanique différent, vous pourrez d'abord prendre celui-ci parmi ceux qui sont plus volumineux ; mais rien n'empêche, ensuite, que vous ne reveniez à des numéros inférieurs, pour en essayer l'action, en les présentant, *de nouveau*, sur le trajet que déjà vous serez parvenu à tracer un peu mieux. Rien n'empêche, en effet, de faire succéder de plus petits numéros à de plus gros, lorsque, par l'action de ceux-ci, les conditions du rétrécissement ont notablement changé et se sont tellement amendées, qu'une compression moins forte et un cathéter moins gros aussi, pourront peut-être se montrer efficaces, là où, précédemment, ils étaient sans aucun résultat.

Au moment où certaines coarctations viennent à céder, on entend ou on éprouve un petit frémissement ou bruissement brusque, comme si quelque chose se déchirait ou se *déplissait*. Il ne faut que s'en féliciter, car on a triomphé de l'ennemi, et tout le reste devient de plus en plus facile et rentre dans la règle commune. A peine si, quelquefois, ce succès décisif est acheté par quelques gouttes de sang. Du reste, on le voit, et je n'ai pas besoin d'insister davantage sur ce que j'ai dit plus haut, le tact et le jugement, aidés par l'expérience ET LE SAVOIR-FAIRE, doivent seuls guider, dans les cas très rebelles et difficiles, mais ils le feront *toujours bien, n'en doutez nullement.*

On m'a parlé, il est vrai, de certains engorgemens de la prostate, comme cause de rétention d'urine ou d'une difficile excrétion de ce fluide, et on ne voit pas trop comment je pourrai remédier à cette affection, au moyen de mes simples sondes. Je sais que ce mal existe, surtout chez les vieillards; mais j'affirme que cet état ne m'a jamais empêché d'arriver dans la vessie, ni aux malades de se suffire à eux-mêmes, en suivant les préceptes indiqués. J'ai cru observer, en outre, que, même dans ce cas, le gonflement prostatique semblait s'affaisser sous la pression d'un gros cathéter, et qu'il opposait ainsi une résistance toujours moins considérable au passage de ce dernier. Du reste, rien n'empêche d'avoir recours, alors, aux moyens ingénieux que l'inépuisable Leroy d'Etioles a indiqués, et avec lesquels il peut, alternativement ou successivement, comprimer fortement la prostate, la cautériser avec précision et même en détruire, par la ligature, la partie trop saillante et exubérante. Mais tout le monde ne possède pas l'adresse et l'expérience de cet aimable et célèbre praticien; et peut être encore vaudra-t-il mieux, pour le plus grand nombre des malades de ce genre, qu'ils se résignent à une cure palliative, et qu'ils se cathétérisent, chaque fois que le besoin d'uriner se fera sentir.

Ai-je besoin d'avertir que la commodité, la douceur et la rapidité de l'action du cathéter ne dispensent pas de l'emploi des moyens hygiéniques et pharmaceutiques convenables? On aura donc recours à la diète, aux boissons appropriées, aux bains, aux cataplasmes, aux lavemens variés, tièdes ou froids, aux sangsues, aux saignées générales, etc., chaque fois que l'indication s'en fera sentir. Je dois même avouer que ce mode, quelque peu brusque, surtout si l'on en exagère l'effet avec trop d'impatience, exige plus particulièrement l'emploi des antiphlogistiques proprement dits ; mais, alors, leur effet est aussi prompt que sûr.

Les quelques gouttes de sang qui s'échappent, assez souvent, dans les premières applications, ne doivent point inquiéter ; cette petite hémorrhagie dégorge localement, tient lieu par fois de sangsues, et cesse aussitôt que l'irritation, la subinflammation, la tuméfaction de la muqueuse ont, elles-mêmes, cédé à une médication judicieuse et surtout à la *compression* par le cathéter.

Un nouveau gradomètre est aujourd'hui indispensable, du moins pour ce qui concerne mes cathéters ; et l'échelle, en commençant à l'un des derniers numéros de l'ancienne mesure, devra finir à la plus forte dilatation *possible* de l'urètre ; celle, par exemple, qui est nécessaire pour l'introduction facile du plus gros instrument de la lithotritie.

J'ai divisé cet espace en six degrés et j'établis mon minimum ou mon n° 1 à deux lignes ou quatre millimètres, et mon maximum à quatre lignes et demie ou neuf millimètres, de sorte qu'il y a une *demi-ligne* de différence eutre le diamètre de chacun des numéros intermédiaires, et que je n'ai besoin que de six instrumens pour satisfaire *à toutes* les exigences *chez les adultes*. Le chiffre indiquant ces six numéros différens est frappé, sur chaque cathéter et à une petite plaque transversale ou longitudinale, laquelle a encore cet avantage de faciliter le maniement du tube et d'en indiquer exactement la direction.

En dehors de ces six cathéters, figurera celui dit *conique*, lequel répondra au n° 1 de ma filière, par son extrémité recourbée, et au n° 6 par l'autre extrémité, afin que, par son introduction, on force graduellement, d'abord, le méat urinaire, si sa dilatation est nécessaire pour le passage ultérieur des autres instrumens et, ensuite, les autres points rétrécis, si la chose peut être avantageuse.

On m'a reproché de n'avoir rien fait connaître encore,

sur ce sujet, par la voie de l'impression (1), et je suis obligé de citer une lettre insérée dans le *Journal des connaissances médico - chirurgicales*, d'octobre 1833, pour éhapper à cette accusation :

« Pendant mon séjour à Paris, j'ai été surpris de voir, dans quelques hôpitaux, qu'on traitât encore les rétrécissemens de l'urètre par l'usage des bougies à demeure. Ce traitement est long, dispendieux, incommode, car on ne dilate que très lentement le canal par ce moyen ; on force

(1) L'impression!... Qu'a-t-elle servi pour mes autres productions? Dès l'année 1812, par exemple, je n'ai cessé d'écrire en faveur de l'hyponarthécie, de mettre ce précieux moyen de traiter les fractures toujours mieux à la portée de tous, en le démontrant à plusieurs reprises dans les hôpitaux et à l'Académie de Médecine. *A peine si l'on connaît de nom, en France, la planchette et sa suspension.* J'ai fait connaître fort longuement, et j'ai mis en pratique, à la Pitié, dès 1826, la ligature en masse. *M. Lisfranc*, qui a le bon esprit de ne repousser aucun procédé, quand il le juge utile, *est le seul qui ait tiré parti de ce moyen énergique et* INDISPENSABLE. J'ai indiqué tous les avantages qu'offrait le métal trempé dans l'eau bouillante (le marteau) pour remplacer, au besoin et dans les cas urgens, le sinapisme, le vésicatoire et les moxas, et pour agir mieux encore que ces trois agens d'irritation, de vésication et de cautérisation. *A peine si j'en entends parler.* J'ai fait toucher au doigt tout ce qu'avaient de remarquable, en fait de simplicité, de commodité, d'énergie, de sûreté, d'économie de temps et d'argent, etc., les linges pleins sur les bandes : *je vois, dans tous les hôpitaux, toujours les mêmes procédés déligatoires;* et, cependant, l'Académie des Sciences m'a décerné un prix pour ce sujet, et mon nouveau système de déligation est enseigné publiquement à Paris. Que n'ai-je pas dit et écrit sur le coton et la ouate glacée? *M. le professeur Roux semble destiné à doter les hôpitaux de cet excellent moyen de pansement, et de lui faire subir, au moins, l'épreuve de la concurrence avec la charpie. Il en sera probablement de même des triangles et des cravates, vis-à-vis du plus fastidieux, du plus incommode, du plus rude et du plus infidèle des liens,* DES BANDES, *en un mot. Un essai comparatif et simultané* des deux systèmes de déligation chirurgicale, serait, tout au moins innocent; mais il peut offrir aux professeurs, aux élèves et surtout aux malades des ressources nouvelles et inattendues. M. Roux, le représentant actuel de la chirurgie française, se chargera-t-il, le premier, d'instruire ce procès, et de fournir les pièces essentielles pour le bien juger? Cette œuvre serait digne de lui et de la noble indépendance qu'il apporte dans l'exercice de notre art.

le malade à garder le lit, ou du moins la chambre, et on le met dans la dépendance du chirurgien pendant cinq ou six semaines.

« Voici ce que l'expérience m'a appris sur ce point de pratique.

« La dilatation du conduit urétral peut être obtenue, sans tous ces inconvéniens; de la manière suivante :

« *Tâchez* de traverser le rétrécissement avec une sonde métallique d'argent ou d'étain, etc. On sait qu'avec un peu de patience on finit par triompher de l'obstacle ; et il est rare aujourd'hui qu'on ait recours à la ponction de la vessie dans le cas de *rétention d'urine*, par suite d'oblitération de l'urètre. Le rétrécissement vaincu, laissez en place, pendant quelques minutes ou une demi-heure, plus ou moins, la sonde qui vient de passer, et si vous êtes pressé de dompter le mal, substituez, immédiatement à cette sonde, un pareil corps dilatant d'un calibre un peu plus fort, et ainsi de suite, jusqu'à ce que vous soyez parvenu à introduire un corps cylindrique du plus grand diamètre que vous jugiez convenable. Si, au contraire, vous avez le temps de faire le traitement, ou que quelques circonstances particulières vous forcent à agir avec plus de lenteur, et à n'écarter les parois urétrales qu'avec de certains ménagemens, vous pourrez également, ayant retiré la première sonde que vous venez d'introduire, laisser votre malade tranquille pendant plusieurs jours, puis, au bout de ce temps, vous réintroduirez la même sonde qui avait passé d'abord, et, après l'avoir laissée en place quelques minutes, vous lui substituerez un numéro plus gros. Vous procéderez, de cette manière, tous les jours ou tous les huit ou dix jours qui suivront, en augmentant, chaque fois, le calibre de la sonde, jusqu'à ce que vous ayez obtenu le degré d'écartement que vous désirez.

« Il est surprenant comme on parvient promptement et facilement à ce résultat, et comme l'urètre cède aisément après avoir été forcé une fois, et après que la première résistance du point rétréci a été vaincue. — La première introduction est, en effet, la chose la plus difficile et la plus douloureuse, et tout le reste n'est presque plus qu'un jeu. Il en est à peu près ici comme du vagin, lors de la première intromission de la verge, ou de la sortie d'un premier fœtus ; aussi, dès que vous êtes parvenu à distendre le canal en tout ou en partie seulement, le reste est si facile que vous pourrez, dès ce moment, associer le malade à cette opération, et lui enseigner à placer lui-même la sonde. Je n'ai du moins jamais rencontré de sujet qui ne pût, après une très facile instruction, introduire lui-même une grosse sonde. On peut la lui confier en toute sécurité, puisqu'on sait que ce n'est guère qu'avec de petites sondes qu'on peut s'exposer à faire de fausses routes ou à blesser les membranes urétrales. Or, cette instruction offre ce grand avantage pour le malade, qu'il peut, en l'absence du chirurgien, placer *seul* sa sonde, afin de bien calibrer le passage, et de revenir à cette opération aussitôt qu'il s'aperçoit, ou qu'il peut soupçonner que la coarctation a quelque tendance à se reformer.

« Une seule introduction suffit souvent pour mettre à l'abri d'une rechute, pendant plusieurs mois, ou pendant quelques années ou même pour toujours, si le traitement que je viens d'indiquer a été suffisamment loin et bien terminé.

« Je dois dire que, comme corps dilatans ou *compressifs,* les bougies emplastiques ou en gomme élastique, et les sondes creuses de cette dernière substance ne remplacent pas bien les corps métalliques, et que ceux-ci offrent plus de solidité et sont susceptibles d'un plus beau poli, ce qui facilite singulièrement leur introduction. »

Il me semble que ma doctrine tout entière est dans cette lettre. Mais on m'a traité de *visionnaire,* et on est allé jusqu'à prétendre que je n'avais *jamais vu* de véritables rétrécissemens, ou que ceux des Suisses étaient tout différens de ceux qu'on rencontre en France ! On s'est payé, dédaigneusement, de ces raisons, pour se dispenser d'essayer le moindre effort afin de sortir de la mauvaise ornière où l'on se trouve engagé depuis si long-temps.

Il est aisé d'entrevoir que les principes que je viens de poser, *s'ils sont justes*, doivent trouver leur exacte application dans *toutes* les circonstances où il peut s'agir de dilater un conduit ou un passage *quelconque*, lors, du moins, que l'introduction des moyens de dilatation mécanique peut se faire avec facilité et sans inconvéniens. Ainsi, les narines, le canal nasal, la trompe d'Eustache, le conduit auditif externe, l'œsophage pourront, au besoin, être recalibrés par des procédés et des corps analogues à ceux que je conseille pour l'urètre. Le larynx et la glotte ne seront pas exempts de cette même application, dans la carrière pleine d'intérêt et d'avenir où M. Trousseau s'est lancé, avec tant de bonheur et de succès; et ce n'est pas à lui qu'il faut indiquer tout le parti qu'il pourra tirer des corps dilatans métalliques pour restaurer des organes, aux fonctions desquels il sait si habilement suppléer. Mais ce qu'une longue expérience m'a déjà appris, c'est que les *rétrécissemens du rectum* peuvent être domptés avec une admirable facilité et promptitude, au moyen de corps *durs*, coniques et volumineux qu'on fait passer et repasser dans cet intestin. Il suffit même, le plus souvent, dans ce cas, de donner une dimension convenable et une forme conique à une *simple canule* à lavement, et de recommander au malade d'insinuer assez avant cette dernière, une ou deux fois par jour, et de prendre, en même temps, une injection émolliente. On satisfait ainsi, à la fois, sans embarras et sans peine, à trois indications essentielles : 1° on dilate la coarctation ; 2° on ramollit et calme les tissus ; et 3° on délaye et évacue les matières stercorales. Je n'ai pas besoin de dire que, comme pour les rétrécissemens de l'urètre, il convient, ici, d'avoir des corps dilatans de divers calibres et même de longueurs différentes. J'ajouterai que le métal n'est pas de rigueur, et que l'ivoire ou un bois susceptible d'un très beau poli suffiront toujours amplement. Je n'ai donc jamais recours aux mèches, et on en devine assez la raison.

Je pourrais étayer mes propositions et la pratique qui en est la conséquence, d'un très grand nombre d'observations; mais je me contenterai de citer quelques cas seulement, pris parmi ceux qui me paraissent s'adapter le mieux à mon sujet et l'éclairer suffisamment.

Ire OBSERVATION. — M. Pl..., de Genève, se trouvant à Paris, en 1813, s'adressa à Dupuytren pour des rétrécissemens urétraux. Il fut traité, conjointement avec M. M..., par le moyen de bougies et de petites sondes élastiques, et *jamais* avec des cathéters métalliques. Malgré le peu de volume et de force de ces corps dilatans, et l'habileté connue des deux opérateurs, il y eut inflammation du testicule, dépôt et fistule urinaires; et enfin, après un très long traitement, assez peu de facilité dans l'émission des urines. M. Pl... vint à Lausanne, muni de petites sondes que ses chirurgiens lui avaient recommandé de passer et de porter de temps en temps. C'est dans cet état qu'il s'adressa à moi, en 1815. Lorsque je lui expliquai ma manière de faire, il s'écria, plaisamment, à la vue de mes deux plus gros cathéters, qu'il les *récusait*, attendu, disait-il, qu'il était de règle que le *contenu* ne devait jamais être plus gros que le *contenant.* Si bien que, de nos jours, il ne leur eût certes pas épargné l'épithète consacrée, et que nous aurions, sans aucun doute aussi, des *cathéters-monstres.* Quoi qu'il en soit, nous nous mîmes sur-le-champ à l'œuvre, et je passai, assez facilement, un premier numéro, que je laissai quelques minutes en place. Tous les deux ou trois jours, M. Pl... venait se faire introduire, et bientôt il introduisit, lui-même, le corps métallique. A chaque séance nous poussions, d'abord, un ou deux des numéros *précédens*, lesquels nous donnaient la facilité d'insinuer plus doucement le numéro qui suivait; c'est ce que M. Pl... appelait *passer du connu à l'inconnu.* Dix applications suffirent pour en finir avec ce mal opiniâtre; et, aujourd'hui, après environ vingt années il n'y a pas encore eu de récidive.

M. Pl... avait eu l'idée de faire faire, pour s'en servir au besoin, *et comme sa soupape de sûreté,* un cathéter *plein en acier,* lequel avait le plus beau poli possible, et qu'il faisait *glisser* dans la vessie presque par son propre poids et tout à fait *inaperçu.* Ce malade, observateur délié, et ses réflexions pleines de jugement et de justesse, à l'occasion de mes instrumens et de leurs prompts et heureux effets, comparativement à ce qu'il savait d'un autre mode de médication, n'ont pas peu contribué à me révéler tout ce que cette pratique a de précieux, à m'engager à y persister exclusivement, et à la porter au point où elle est arrivée aujourd'hui.

IIe Observation. — M. A..., anglais, avait des difficultés d'uriner produites par des *strictures,* pour lesquelles le célèbre Everard Home le soigna, en vain, et qui cédèrent, enfin et facilement, aux corps dilatans *métalliques.* Cependant, au bout de douze ans, et dans un voyage d'assez long cours qu'il fit, il y a trois ans, M. A... s'aperçut d'un retour de son mal; et comme il se trouvait près d'une ville où habitait un chirurgien à réputation européenne, il s'empressa de le consulter. Ce praticien, justement célèbre, ne put introduire ni bougies ni petites sondes; et, après une heure d'essais inutiles et douloureux, il déclara au voyageur que ses rétrécissemens étaient considérables, qu'ils exigeaient un traitement de six à huit semaines, et qu'il l'engageait à rester, pour cette cure. M. A... était décidé à subir ce traitement, lorsqu'il apprit qu'il aurait lieu par la cautérisation. A ce mot, il recula d'effroi, et, se rappelant qu'il avait, chez lui, des cathéters métalliques, il les fit venir, les passa et repassa *quelquefois* lui-même, *sans difficultés*, et, par ce moyen, il a été parfaitement remis. Dès lors et depuis ces trois ans, il n'a éprouvé ni de diminution dans le jet de l'urine, ni d'augmentation dans les efforts pour la rendre, et il n'a, par conséquent, plus été dans le cas de recourir à son cathéter métallique.

« Que me serait-il arrivé, me dit, à cette occasion,
« cet étranger, si je n'eusse pas connu ce procédé, et si
« je me fusse livré entre les mains de ce cautériseur? Rien
« de bon, assurément, si j'en juge, du moins, par ce
« que j'ai vu et par ce que j'ai appris d'un grand nombre
« de mes compatriotes. »

IIIᵉ Observation. — M. C... âgé d'environ 5o ans, était tourmenté, depuis plus de vingt ans, de difficultés d'uriner. Sa position sociale et son séjour habituel à Paris, lui permirent d'appeler à son secours, tout ce que la capitale possède de talens distingués. Quatre des notabilités chirurgicales se réunirent même en consultation, pour aviser aux moyens de le soulager et de le guérir, et la plupart furent dès lors consultés et appelés séparément, dans plusieurs occasions et toujours pour le même mal. L'un d'eux, qui occupe une place brillante et dont la réputation est faite, pour le traitement de l'affection qui nous occupe, fut enfin chargé, pendant plusieurs années, de donner au malade les soins les plus assidus. Cordes à boyaux, bougies de toute espèce et de tous diamètres, sondes à demeure, bougies à ventre, douze ou quinze cautérisations, etc., etc., furent successivement et presque constamment mis en usage, pendant ces vingt ans, et *jamais une sonde métallique!* Bien plus, c'est que les chirurgiens consultés s'étaient tous accordés en ce point, qu'il ne fallait, *dans aucun cas,* avoir recours à ce tube de métal, qu'ils signalaient comme d'un usage *très dange-reux*, dans le cas actuel.

Je fus appelé, avec mon confrère le docteur Baup, de Nyon, près de M. C.. à la fin d'octobre 1833, et je trouvai qu'il avait une très grande difficulté d'uriner, que l'urine filtrait par le périnée, qu'un dépôt urineux se manifestait dans cette région, et on me fit part des antécédens que je viens de mentionner et d'accidens divers qu'il est inutile de rapporter. Sur le vu des sondes et des bougies, à la lettre *filiforme*, qu'on me dit pouvoir à peine passer, j'aurais voulu parer de suite à la cause de tous ces désordres, et faire cesser ceux-ci au moyen du cathétérisme forcé. Mais la répugnance invincible du malade et la frayeur qu'il avait de tout agent métallique et, à plus forte raison, de ceux si énormes que je lui proposais, me forcèrent à n'user que d'une sonde élastique du plus petit calibre.

Elle n'entra qu'avec la plus grande difficulté, et après *une heure* de tâtonnemens. Elle resta deux jours à demeure, pour faire place à un numéro supérieur, lequel fut, à son tour, remplacé par un troisième moins petit. Cependant, le malade ne s'opiniâtra plus, et cédant enfin à mes sollicitations et à l'assurance que je lui donnai, qu'il guérirait plus vite et plus sûrement, en sortant de l'ornière dans laquelle on l'avait fait entrer, depuis tant d'années, il permit de faire tout ce que je jugerais convenable.

Mon catéther n° 1 (deux lignes de diamètre) fut aussitôt introduit avec facilité, et au bout d'assez peu de jours le malade *lui-même*, fit passer celui n° 5, d'environ quatre lignes de diamètre. Dès lors et afin de bien conserver l'effet obtenu, nous en poussions chaque matin plusieurs de suite, mais de calibres variés, c'est-à-dire ; de deux lignes et demie à quatre et demie de diamètre. Le reste de la journée, le malade ou moi, nous vidions la vessie, quand le besoin se faisait sentir, en introduisant rapidement un de nos *puissans* cathéters. Il va sans dire que, sous l'influence de ce traitement mécanique, les fistules disparurent bien vite, le jet des urines devint plus gros qu'il ne l'avait été depuis plus de vingt ans, et le malade reprit toute sa santé. Il est d'ailleurs sûr, maintenant, d'être à l'abri de rechutes et hors de la dépendance du chirurgien ; car il se sonde lui-même avec toute l'adresse d'un homme de l'art, indifféremment avec un cathéter de deux lignes de diamètre, ou avec d'autres de trois et demie à quatre lignes. Il est, du reste, inutile de dire combien il regrette de ne pas avoir connu plus tôt un procédé si doux, si facile et si expéditif ; et qu'il regarde en pitié, pour ne pas dire plus, la quantité innombrable de bougies et de sondes élastiques qu'il a employées, et dont il a encore aujourd'hui une trop ample provision.

IVe OBSERVATION. — M. J..., fabricant en cette ville, âgé de 49 ans, a, dans les premiers jours de novembre 1833, une rétention d'urine accompagnée de délire. Les efforts réitérés de deux bons praticiens pour le sonder, (MM. Zink et Burnier de Lausanne) échouèrent, et ils se virent réduits à faire la ponction sus-pubienne. Au bout de quelques jours, la sonde élastique échappe du canal artificiel et ne peut être réintroduite. De nouvelles tentatives pour pénétrer dans le canal urétral ayant encore été infructueuses, je fus appelé, et j'appliquai à ce cas, le procédé qui me réussit si bien. En effet, au bout d'assez peu de minutes, je fis passer un de mes cathéters et j'évacuai beaucoup d'urine *bourbeuse et fétide;* car la plaie faite par le trocart, donnait des signes de gangrène et nous révéla des désordres graves. Le malade mourut, en effet, et nous vîmes que quelque peu d'urine avait filtré derrière la paroi postérieure de la vessie, et que cette partie, ainsi que le péritoine environnant, étaient frappés de gangrène. Cependant, le canal de l'urètre était *complètement libre* et nous permit de le traverser facilement et sans mandrin, avec une sonde élastique n° 10. Or donc, si nous considérons que, depuis nombre d'années, notre concitoyen urinait très mal et avec tous les caractères inhérens aux rétrécissemens; que deux chirurgiens exercés n'avaient pu le sonder avec des sondes ordinaires et variées, et que moi-même j'avais reconnu, en forçant le passage, deux obstacles assez considérables, on ne pourra méconnaître ici, l'avantage et l'action énergique de mon procédé, soit pour vider la vessie, soit pour dompter promptement l'étroitesse partielle de son canal excréteur.

Ve Observation. — M. le général D. L..., octogénaire, avait, depuis sept ou huit mois, des besoins très fréquens d'uriner, auxquels il ne faisait que peu d'attention, tant qu'ils purent être encore satisfaits. Ils étaient dûs à quelques retrécissemens, et surtout à l'impuissance de la vessie de se vider entièrement. La rétention complète eut lieu dans la nuit du 10 octobre 1833, avec tous les caractères d'une forte réaction. Les sangsues, les bains, les cataplasmes, etc., n'ayant pas empêché le mal de s'aggraver, je pus, enfin, obtenir de faire usage du cathéter. Un de deux lignes put passer aisément; mais chaque jour, lorsque les besoins d'uriner se faisaient sentir, et malgré la sortie de quelque peu de sang vermeil, je substituai, lors de l'opération, un cathéter de plus en plus volumineux. Comme je prévis bien que cette application serait indispensable, pendant long-temps, et que je savais que le général la redouterait bien moins que l'état de gêne et de dépendance où elle le placerait, je m'empressai de l'initier dans l'art du cathétérisme, aussitôt que je fus parvenu à mon plus gros calibre. Une seule leçon lui suffit, et dès lors il s'est fort bien passé de moi. Le 31 décembre, il eut quelques velléités de rendre spontanément ses urines; le 1er janvier il s'en échappa quelques gouttes, et dès ce jour-là, des besoins plus ou moins pressans et des dispositions plus tranchées à les satisfaire, *naturellement*, se sont manifestés et soutenus. Aussi, le général, en parfaite santé, d'ailleurs, ne passa plus la sonde que de temps en temps, et seulement pour s'assurer bien de l'état de la vessie et pour maintenir celui de l'urètre.

VIe Observation. — (J'ai dit, quelque part, que je n'avais jamais échoué dans l'opération du catéthérisme. J'aurais tort de m'exprimer de la sorte aujourd'hui ; et voici une nouvelle preuve de la réserve qu'on doit mettre à prononcer ce grand mot. Mais ce qui précède était rédigé depuis plus d'une année ; et l'observation suivante est, comme on peut le voir, d'une date plus récente.)

Etenoz, âgé de 26 ans, bien constitué, tombe, vers la fin de décembre 1833, à cheval sur une planche placée de champ, se fait une énorme contusion au périnée, et une hémorrhagie a lieu immédiatement par l'urètre. Traitement antiphlogistique, urines douloureuses et sanguinolentes, pendant environ un mois ; puis, apparence de guérison, mais diminution graduelle et rapide du jet des urines.

A l'entrée du malade à l'hôpital, le 5 avril suivant, l'urine sort, alternativement, par gouttes ou en spirale filiforme ; elle est douloureuse et n'a lieu qu'avec des efforts expulsifs extrêmes. Le cathéter arrive aisément jusque derrière le scrotum, où le toucher signale un durillon douloureux, espèce de tumeur de la grosseur d'une noisette, qui fuit devant le tube métallique, et revient à sa place primitive lorsque l'instrument cesse d'agir.

Les tentatives réitérées du cathétérisme forcé, tel que je l'ai indiqué dans ce mémoire, furent sans aucun effet, et je dus y renoncer, complétement, pour essayer les autres moyens connus et préconisés. Ainsi, je recourus, successivement, aux cordes à boyaux, aux bougies élastiques, à l'application à demeure et à la pression permanente d'une sonde, sur l'obstacle même, d'après le conseil de Dupuytren ; aux injections, suivant la pratique de M. Amussat, aux bains, sangsues, cataplasmes, onguent mercuriel, etc., etc. Tout fut inutile; et la difficulté de l'excrétion urinaire allant toujours en augmentant, je décidai le malade à se soumettre à l'opération de la boutonnière. Mon but était, par là, de fendre le durillon que j'ai dit se présenter au bout du cathéter; d'ouvrir une issue libre aux urines par le périnée, d'attaquer, comme disent les militaires, l'ennemi en queue, *en le tournant*, c'est-à-dire de dilater l'urètre, *a tergo*, en pénétrant par la plaie, et en procédant d'arrière en avant; et, enfin, de pousser une sonde de gomme élastique dans ce trajet, lorsqu'il aurait été rendu perméable par les manœuvres que je viens d'indiquer.

L'opération eut lieu, le 14 juillet, de la manière suivante : position du malade comme dans la lithotomie; cathéter maintenu par un aide sur l'obstacle imperméable; incision de douze lignes, parallèle à l'urètre et commençant sur le bec de l'instrument; mise à nu de celui-ci; sa sortie par la plaie; mais impossibilité de lui faire enfiler le canal, au dessus ou en arrière de l'endroit rétréci; impossibilité même de reconnaître ce canal, le malade ne pouvant faire aucun effort pour uriner, malgré les instances qu'on fit pour obtenir qu'il lançât quelques gouttes d'eau, afin de nous révéler l'endroit précis d'où elle partait, ou, du moins, la position de l'urètre, gonflé par la présence du liquide; remise du reste de l'opération à un autre moment; pansement simple; hémorrhagie consécutive; tamponnement; urines plus faciles et passant en partie par la plaie et en partie par la verge; les jours suivans, opposition insurmontable de ce malheureux à d'ultérieures explorations pour le placement d'une sonde; symptômes variés d'irritation abdominale; traitement antiphlogistique; cicatrisation de la boutonnière à l'exception d'un trou fistuleux assez étroit, etc., etc.

Nous en étions là, le 5 septembre, lorsque M. le professeur Roux vint visiter l'hôpital de Lausanne, et s'assurer, par lui-même, de certaines dispositions diligatoires, assez étranges, qu'on y remarque. L'occasion était trop heureuse pour ne pas en profiter, soit dans le but de venir au secours de l'infortuné Etenoz, soit, au moins, pour recevoir une brillante leçon sur la manière de forcer des obstacles urétraux aussi rebelles. Eh bien! malgré l'adresse connue, la douceur et la patience angéliques du célèbre chirurgien de Paris, il ne put parvenir à retrouver ou à restaurer le passage. La sonde à dard, portée à une assez grande profondeur pour faire supposer qu'elle était dans la vessie, ne donna issue qu'à du sang, et fut laissée en place pendant douze heures. Mais il survint, alors, un frisson violent, du ballonnement, une agitation extrême qui nous forcèrent de retirer l'instrument, et de revenir à toute la série des antiphlogistiques, déjà si souvent mis en usage et toujours couronnés de succès.

Ce cas excitait mon intérêt à un trop haut degré, pour que je ne saisisse pas, avec empressement, tous les moyens de m'éclairer. Un nouveau météore ne tarda pas à paraître sur notre horison chirurgical, et le plus grand chirurgien de l'Angleterre, suivant de près le premier opérateur français, après avoir, comme le dernier, examiné en détail l'établissement auquel je suis préposé et les spécialités qu'on y remarque, voulut bien me donner les directions suivantes : 1° ouvrir une large issue aux urines, par une incision au périnée; 2° maintenir ce passage artificiel bien libre; 3° rétablir graduellement le canal urétral jusqu'à la plaie où il viendrait aboutir; et 4° tâcher de réunir, par une sonde, les deux ouvertures béantes de l'urètre et qui se trouveraient ainsi rapprochées et comme abouchées l'une à l'autre dans cette plaie.

Ces conseils de sir Astley Cooper coïncidaient, comme on voit, avec ce que j'avais voulu obtenir le 14 juillet; mais l'exécution rencontra encore, de la part du malade, cette même opposition *inébranlable*, qui avait fait échouer tous mes projets. Il s'affaiblit graduellement, et fut enlevé, le 18 octobre, sous l'influence d'une épidémie dysentérique qui sévissait alors à Lausanne.

L'autopsie nous révéla les quatre points essentiels ci-après : 1° un durillon de la nature et de la consistance du cartilage, et de la grosseur d'une petite noisette, lequel embrassait l'urètre près de l'endroit où arrivait le bec du cathéter, et au-delà duquel aucun de mes instrumens n'avait pu pénétrer ; 2° une déviation coudée à angle droit, et qui rejetait à droite le canal de l'urètre, dans l'étendue de deux lignes et demie, précisément vers ce même durillon ; 3° une ouverture de ce canal vers le susdit endroit, mais si ténue, qu'elle ressemblait à celle de l'un des points lacrymaux, et que le jet qui en sortait, pouvait être assimilé à celui de la seringue d'Anel ; 4° une fausse route parallèle au trajet de l'urètre, et qui aboutissait sous le pubis, où était un foyer purulent. Ce canal artificiel contenait du pus.

Il est donc évident que les difficultés à vaincre, dans ce cas extrême, étaient au-dessus de tous les moyens ordinaires, et que la boutonnière pouvait seule en triompher. Mais aussi, n'oublions pas que ce rétrécissement était l'effet *d'une cause externe*, en quelque sorte *exceptionnelle*, et que ce cas ne prouve rien contre mon moyen, pas plus que contre la pratique hardie de l'habile successeur de Dupuytren.

Peut-être aurait-on évité le mal, en passant un cathéter dans le canal, aussitôt qu'on s'est aperçu que l'émission des urines était altérée ? et peut-être, encore, est-ce une nécessité de s'attacher, particulièrement, et de recourir de bonne heure au cathétérisme, dans les rétrécissemens qui sont la suite de lésions mécaniques ?

J'ai eu, du moins, à traiter un cas de rétention d'urine, qui dépendait d'un rétrécissement causé lui-même par une chute toute pareille à celle d'Etenoz, et qui manifestait une très forte tendance à *récidiver*. Je l'ai soigné à ma manière, avec un plein succès, et j'ai mis le sujet qui en était atteint à l'abri d'accidens ultérieurs, en lui donnant une de mes sondes, après qu'il eut appris à s'en servir convenablement ; et en lui recommandant de la passer *une fois* tous les mois ou plus ou moins souvent, suivant qu'il en reconnaîtrait l'utilité ou le besoin.

Résumé ou propositions qui découlent de cette exposition de mon système.

1° L'évacuation artificielle de l'urine, contenue dans la vessie ; l'exploration de cette dernière et de son conduit excréteur ; le traitement des fistules urinaires et celui des rétrécissemens de l'urètre, ainsi que la préparation des voies aux instrumens de la lithotritie, doivent être exécutés par le même procédé opératoire, connu sous le nom de CATHÉTÉRISME.

2° Cette opération peut *toujours* se faire au moyen du TUBE MÉTALLIQUE, connu sous le nom de *cathéter*.

3° Les cathéters *d'étain* ou d'un alliage métallique, *à* BON MARCHÉ, *susceptible de recevoir un beau poli, d'être résistant et de ne pas casser,* sont, en général, bien préférables à ceux d'argent.

4° Les cathéters, pour qu'ils ne blessent point, qu'ils n'exposent pas à faire de fausses routes, qu'ils soient d'un usage facile et commode et d'un effet prompt, doivent, en général, être *volumineux,* avoir un diamètre en rapport avec le degré de dilatabilité présumable ou relative du canal de l'urètre, et être *toujours terminés par un bec bien arrondi, ou tout au moins olivaire.*

5° Six ou sept numéros sont suffisans, pour un adulte ; et les deux extrêmes de cette graduation seront, d'un côté , deux lignes , soit quatre millimètres , et de l'autre neuf millimètres ou quatre lignes et demie de diamètre.

6° Ainsi construits , les cathéters rendent , en général , superflus *tous* les autres instrumens en usage pour *dilater* le canal urétral et satisfaire à l'opération du cathétérisme. (1ʳᵉ proposition.)

7° L'action du cathéter, lorsqu'il s'agit de dilater les parois du canal de l'urètre , n'est que la *compression, plus ou moins énergique de ces mêmes parties, de dedans en dehors.*

8° Les principes du cathétérisme forcé sont fondés sur cette observation *constante,* qu'un corps arrondi à son extrémité et d'un certain volume, écarte et enfile un canal membraneux, tel que l'urètre, avec moins d'inconvénient et de danger qu'un corps petit et, à plus forte raison, qu'un corps aigu.

9° La grosseur du cathéter doit être en raison directe des efforts nécessaires pour surmonter la résistance de l'urètre à la réception de ce corps métallique ; en d'autres termes , plus l'obstacle à l'introduction du cathéter sera considérable, ou plus il faudra de force pour le vaincre , plus aussi il y aura prudence et sécurité à ne faire usage que d'un tube volumineux.

10° La force à employer, pour faire pénétrer un tube métallique , doit être lente , graduée et accompagnée des précautions et des manœuvres en usage lors de l'introduction du doigt, de la main, et de quelque instrument dans les autres voies naturelles , et dans celles qui sont le produit de l'art ou d'accidens.

11° Le passage du cathéter, à travers des obstacles difficiles à vaincre, doit être assimilé à la sortie de la tête du fœtus, à travers les orifices utérin et vulvaire ; et l'opérateur ne devra *jamais* perdre de vue cette marche naturelle, chaque fois qu'il est appelé à agir, *de force,* avec le cathéter.

12° Après l'introduction d'un corps volumineux dans l'urètre, ce canal, ou ne se rétrécit presque plus, ou ne revient que lentement sur lui-même; de sorte qu'on peut n'être plus obligé de le traverser de nouveau, pour en maintenir le calibre convenable, et que cette opération réussit très bien encore, après plusieurs jours d'intervalle.

13° Il est bien rare qu'on soit obligé de laisser des bougies ou des sondes, *en permanence*, dans l'urètre; l'introduction momentanée des cathéters métalliques suffit, presque toujours, au but qu'on se propose.

14° On peut, sans être de l'art, apprendre, très facilement à manier le cathéter métallique et à l'introduire, sans crainte, *quoique* volumineux et précisément à *cause* de sa grosse dimension. Il convient même que les chirurgiens profitent de cette circonstance pour familiariser, avec le cathétérisme, certains malades ou leurs assistans.

15° Les corps dilatans, en dehors des substances métalliques, n'ayant pas, à beaucoup près, tous les avantages qu'offrent les cathéters, on cessera d'en faire l'usage immodéré et l'abus qui existent aujourd'hui; on ne s'en servira que dans certains cas exceptionnels; et on les envisagera, pour ce qu'ils sont en effet, ici, comme *de faibles, de petits,* et, tranchons le mot, *de pauvres moyens.*

16° Cet abandon et cette réforme signaleront un progrès en faveur de la simplicité, de la facilité, de la commodité, de l'innocuité et de l'économie soit *de temps,* soit *d'argent.* Les praticiens, les élèves et les malades participeront également à tous ces avantages.

17° Enfin, les principes relatifs aux rétrécissemens de l'urètre doivent s'appliquer, également, aux coarctations de *tous* les autres organes, lorsqu'ils sont accessibles à nos instrumens, et, tout particulièrement, au RECTUM.

Depuis un mois que je suis à Paris et que je fréquente assidûment les hôpitaux, j'ai fait plusieurs démarches, auprès de messieurs les chirurgiens, pour avoir l'occasion de prouver mes assertions par des faits, et de mettre à l'épreuve mes procédés ; aussi M. Cloquet a bien voulu me faire l'honneur de me céder son fauteuil, samedi 25 avril, pour faire, à son amphithéâtre et en présence d'un nombreux auditoire, l'exposition de mes vues et moyens, et il a mis, à ma disposition, un jeune homme qui avait un rétrécissement. J'ai passé, sans aucune difficulté, mon numéro 2 ; et après l'avoir fait retirer par le malade, celui-ci l'a immédiatement réintroduit, et aussi bien que moi. De vifs et trop flatteurs applaudissemens ont salué ce facile succès et m'ont engagé à pousser, de suite encore et de concert avec le malade, mon numéro 3.

Le mardi suivant, 28, le résultat fut autrement décisif. Il s'agissait d'un malade, couché au n° 16 (Portat), âgé de quarante-neuf ans, qui, à la suite d'une chute et d'un ébranlement considérable, il y a environ quatorze ans, resta quatre mois au lit et s'aperçut qu'il urinait de plus en plus mal, au point que l'excrétion n'avait lieu que goutte à goutte et indépendamment de sa volonté. Il entra à l'Hôtel-Dieu il y a neuf ans, et y subit, dans le service de feu Dupuytren, le traitement ordinaire par les bougies et les sondes. Mais le mieux obtenu ne dura pas, et, au bout de deux ans, le mal était exactement au même point qu'à l'entrée de Portat à l'hôpital. Il était alors aux Invalides, et passa onze mois à l'infirmerie de ce bel établissement, où il fut abandonné à la nature, après d'inutiles essais de traitement, aucun des habiles chirurgiens de cet hôtel n'ayant jamais pu lui introduire de sondes. Dès lors, et jusqu'à présent, il y eut autant d'insuccès que de traitemens nouveaux, tentés par d'autres célèbres praticiens, et Portat était enfin sous les soins de M. Cloquet, depuis deux mois, avec peu ou point de changement. Eh bien, je suis parvenu, *en moins de deux minutes*, à forcer ce canal, à lui faire admettre un cathéter de deux lignes dé diamètre, et cela sans que le malade ait accusé de douleur, qu'il ait perdu une seule goutte de sang, et qu'il ait éprouvé la plus légère incommodité de mon opération. Il peut être envisagé comme guéri, car M. Cloquet, qui a sur-le-champ saisi la marche et la portée de mon moyen, a passé, aujourd'hui même, 1er mai, une très grosse sonde métallique; le malade urine beaucoup mieux et est plein de reconnaissance.

Je saisis cette occasion pour exprimer, au bon et spirituel chirurgien de l'hôpital clinique, ma bien vive gratitude, pour la facilité et la confiance qu'il a bien voulu m'accorder; et je prie messieurs les chirurgiens qui auraient des cas analogues à celui de Portat, ou qui voudraient s'assurer, par eux-mêmes, de l'efficacité de mes moyens, dans des circonstances *difficiles*, de vouloir bien s'adresser à moi.

Peut-être que quelques uns des commissaires de l'Institut qui auront à prononcer sur la valeur de ce Mémoire, désireront que ces opérations se fassent sous leurs yeux, afin de les apprécier bien? Je ne demande pas mieux que de me rendre à leurs désirs et, surtout, de les satisfaire. Mais, je dois l'avouer, je ne suis pas toujours aussi heureux, comme dans les deux cas ci-dessus

IMPRIMERIE DE E. J. BAILLY ET Cᵉ,
PLACE SORBONNE, 2.

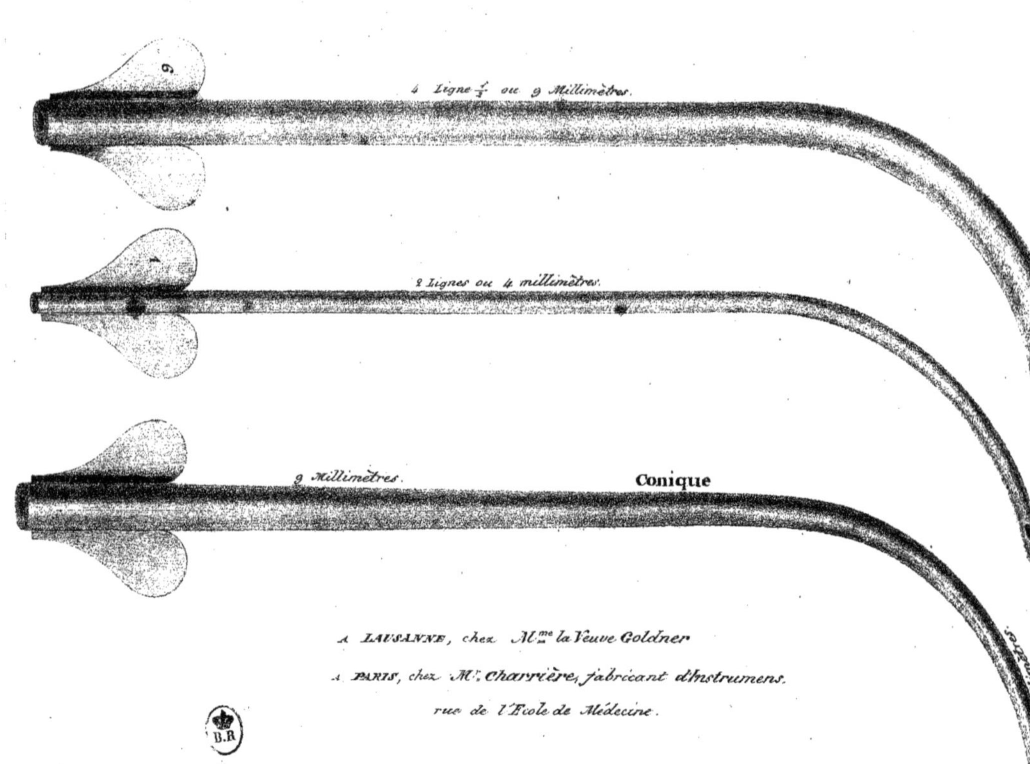
9
4 Ligne 1/2 ou 9 Millimètres.
2 Lignes ou 4 millimètres.
9 Millimètres.
Conique
Millimètres.
A LAUSANNE, chez M.me la Veuve Goldner
A PARIS, chez M.r Charrière, fabricant d'Instrumens,
rue de l'École de Médecine.
B.R
Lith. Brisude rue S.t Denis, 125. Paris

www.ingramcontent.com/pod-product-compliance
Ingram Content Group UK Ltd.
Pitfield, Milton Keynes, MK11 3LW, UK
UKHW020043100726
13658UKWH00004B/1521